100 000 000 000 000 (= 10^{14} oder 100 Billionen) ist die unvorstellbare Anzahl der Zellen eines Menschen. Phantastisch aufeinander abgestimmt und entsprechend ihrer jeweiligen Funktion unterschiedlich aufgebaut. Biologisches Feintuning der Spitzenklasse! Damit diese enorme Zahl an Zellen in der Lage ist, die für alle Stoffwechselprozesse notwendige Energie zu bilden, ist eine optimale Versorgung mit dem Zelltreibstoff Coenzym Q_{10} wichtig. Denn egal welche Nahrungsquelle, ob Eiweiße, Kohlenhydrate oder Fette, in unseren Mitochondrien zur Zellenergie Adenosintriphosphat (ATP) umgewandelt wird, nötig ist dazu in jedem Fall das Coenzym Q_{10}. Beim Aufladen und der Produktion von ATP im Rahmen der mitochondrialen Atmungskette fungiert Coenzym Q_{10} als Elektronen-Carrier und Protonen-Überträger. Darüber hinaus ist Coenzym Q_{10} ein bedeutender Radikalfänger der vor allem Membranen vor Schäden durch freie Radikale schützt und diese dadurch flexibel und geschmeidig hält.

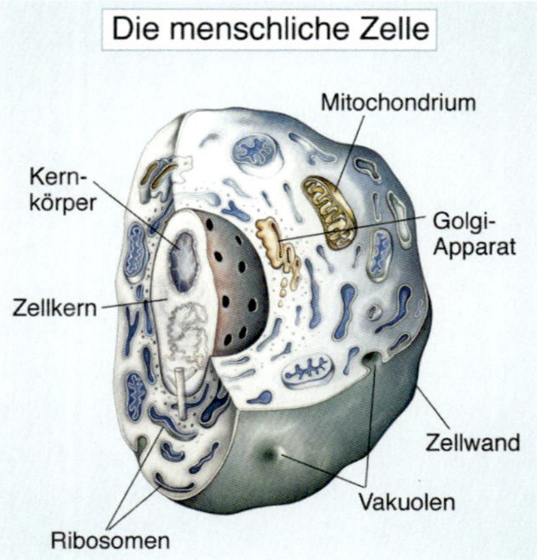

Antrieb im zellulären Energiestoffwechsel

In den Mitochondrien, unseren Zellkraftwerken, entsteht im Zusammenspiel von verschiedenen Enzymen und Coenzym Q_{10} der Zellkraftstoff Adenosintriphosphat (ATP). ATP ist der wichtigste Brennstoff unserer Zellen und Muskeln, sozusagen das „Muskelbenzin“. Coenzym Q_{10} bringt den Energiefluss in den Zellen in Gang und wirkt einem Energiemangel entgegen. Aggressive Sauerstoffradikale, die permanent in den Mitochondrien entstehen, werden durch Coenzym Q_{10} unschädlich gemacht und die Zellkraftwerke werden vor der oxidativen Schädigung geschützt. Coenzym Q_{10} kann zudem – wie Vitamin C – verbrauchtes Vitamin E wieder erneuern.

Coenzym Q_{10}: Wichtige Aufgaben und Funktionen

- Energiestoffwechsel: Energiegewinnung (ATP-Produktion) in den Mitochondrien,
- Elektronentransport und Protonenübertragung in der Atmungskette,
- Herzmuskel: Energiestoffwechsel, Stabilisierung der Herzmuskelzellen,
- Immunsystem: Stärkung des körpereigenen Abwehrsystems,
- Zellmembran: Stabilisierung und Stärkung der Zellmembranen,
- Zellschutz: fettlösliches Antioxidanz (Vitamin-E-Regenerator, LDL-Oxidation).

Patientenratgeber

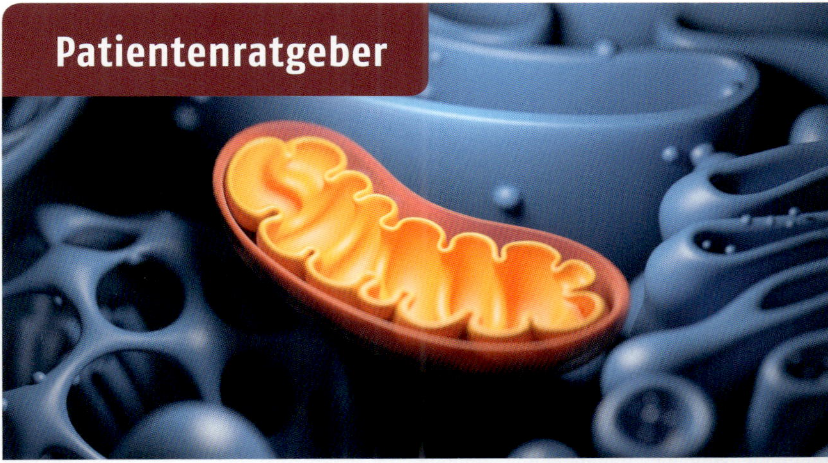

Coenzym Q_{10} –

Der mitochondriale Blockbuster

Wie Sie effizient mit Coenzym Q_{10}

- sich vor Krankheiten schützen und
- Ihre Lebensqualität verbessern können!

WVG

Wissenschaftliche
Verlagsgesellschaft
Stuttgart

Coenzym Q_{10} für mehr Gesundheit

Liebe Patientin, lieber Patient,

wir freuen uns über Ihr Interesse an Fragen zur Gesundheit und Prävention.
In diesem Ratgeber erhalten Sie aktuelle medizinische und wissenschaftlich fundierte Informationen, wie Sie mit Coenzym Q_{10}

- Ihre Gesundheit stärken und Krankheiten vorbeugen,
- Ihre Therapie und Medikation optimieren sowie
- Ihre Lebensqualität und Fitness verbessern.

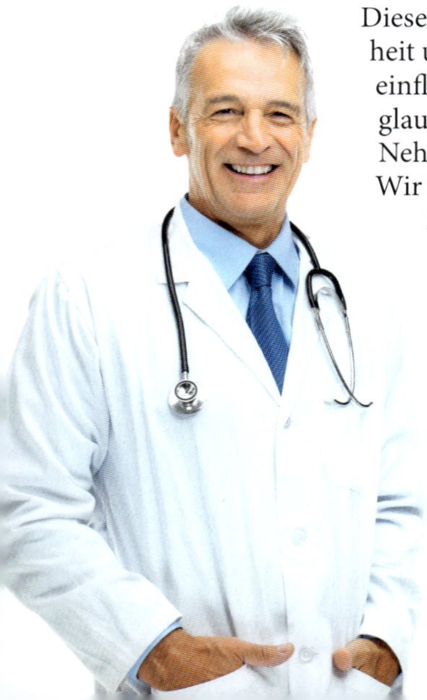

Dieses kleine Büchlein wird Ihre Gesundheit und Ihr Krankheitsrisiko stärker beeinflussen, als Sie auf den ersten Blick glauben.
Nehmen Sie sich Zeit zum Lesen! Wir versprechen Ihnen, es lohnt sich.
Bei Fragen wenden Sie sich bitte an Ihren Arzt oder Apotheker!

Der mitochondriale Schrittmacher

Das Coenzym Q_{10}, auch bekannt als Ubiquinon, ist eine fettlösliche, vitaminähnliche Substanz, die in nahezu allen menschlichen Geweben vorkommt. Das Vitaminoid spielt eine essenzielle Rolle bei der zellulären Energieproduktion in den Mitochondrien, wo es gleichzeitig als Elektronen-Carrier und Protonen-Translokator die Zellatmung und ATP-Produktion reguliert. Mehr als 95 % der zellulären Energie wird auf diese Weise im Rahmen der Zellatmung mithilfe von Coenzym Q_{10} gewonnen.

Bei der Umwandlung von Nahrungsenergie in Zellenergie ist Ubiquinon Schrittmacher in drei von fünf mitochondrialen Enzymkomplexen:

- Komplex I: NADH – Ubiquinon-Oxido-Reduktase
- Komplex II: Succinat – Ubiquinon-Oxido-Reduktase
- Komplex III: Ubiquinol – Cytochrom-c-Reduktase.

Organe und Strukturen mit einer hohen Stoffwechselleistung – wie die Bauchspeicheldrüse (Pankreas), die Leber, die Herz- und Skelettmuskulatur – insbesondere aber auch das Zentralnervensystem (ZNS) weisen eine hohe Dichte an Mitochondrien auf und benötigen dementsprechend viel Coenzym Q_{10}. Eine unzureichende Versorgung mit Coenzym Q_{10} ist mit einer Abnahme der psychischen und physischen Leistungsfähigkeit verbunden, was sich unter anderem

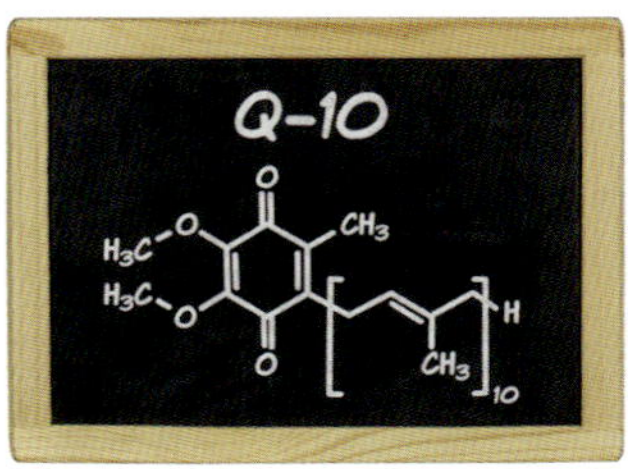

durch Störungen der Gefäßreaktivität, des Immunsystems, des Herz-Kreislauf-Systems und der Skelettmuskulatur äußern kann, genauso wie durch Störungen des Metaboloms. Der Fachbegriff Metabolom leitet sich von Metabolismus (= Stoffwechsel) ab. Unter diesem Begriff werden alle Stoffwechselprozesse, die im Körper ablaufen, wie etwas Enzymaktivitäten, verstanden.

Anti-Aging: Wir altern in den Mitochondrien

Wir altern und degenerieren zuerst in den Mitochondrien, den Kraftwerken unserer Zellen. Wenn unser Gehirn nicht mehr ausreichend mit Coenzym Q_{10} versorgt wird, können frühzeitig nachlassende Gedächtnisleistungen, Konzentrations- und Orientierungsstörungen auftreten. Ab dem 30. Lebensjahr nimmt die Produktion von Coenzym Q_{10} in der Körperzelle stetig ab. Damit sinkt auch die Konzentration des Zellkraftstoffs Adenosintriphosphat (ATP), der in den Mitochondrien aus Sauerstoff, Zucker und Phosphor produziert wird. Davon sind vor allem die Blutzellen und verschiedene Organe wie der Herzmuskel und das Gehirn betroffen. Eine schlechte Coenzym-Q_{10}-Versorgung kann die Leistungsfähigkeit des gesamten Organismus beeinträchtigen. Zum Ausgleich der verminderten körpereigenen Synthese empfiehlt es sich, ab dem 40. Lebensjahr täglich eine Extraportion Coenzym Q_{10} (z. B. 50 mg pro Tag) zu ergänzen.

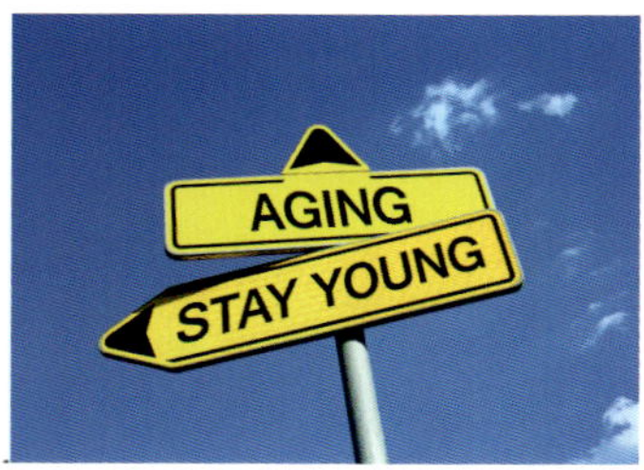

Prävention statt Reparaturmedizin

Coenzym Q_{10} und seine reduzierte Form Ubiquinol haben sich mittlerweile nicht nur in der Prävention, sondern auch bei der Therapie einer Vielzahl von altersbezogenen, bioenergetischen, metabolischen, neurodegenerativen und kardiovaskulären Erkrankungen klinisch bewährt.

Seit den frühen 1980er-Jahren wurden zahlreiche klinische Studien mit Coenzym Q_{10} durchgeführt, die eine vorbeugende und therapeutische Wirkung bei den unterschiedlichsten Erkrankungen gezeigt haben. Dazu gehören vor allem Erkrankungen, die durch eine Fehlfunktion oder Schädigung der Mitochondrien verursacht werden (Mitochondriopathien) sowie Herz-Kreislauf-Erkrankungen (z. B. Bluthoch-

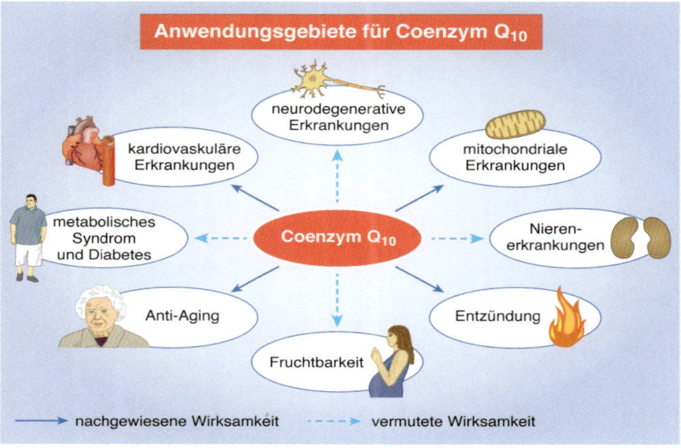

druck, Herzmuskelschwäche), Diabetes mellitus, Krebs (z. B. Brustkrebs), Migräne, Mitochondriopathien, und Morbus Parkinson und Multiple Sklerose. Auch Spitzensportler können von dem Zellkraftstoff profitieren, wie Studien vom Olympia-Stützpunkt in Essen zeigen.

Coenzym Q_{10} (Ubiquinon$_{OX}$) kann in Abhängigkeit von den jeweiligen Redoxverhältnissen in drei verschieden Formen vorliegen: als Ubiquinon$_{ox}$ (Q), Semiquinon (•QH) und Ubiquinol$_{red}$ (QH_2).

Die beiden Enzyme Liponamid-Dehydrogenase und Glutathion-Reduktase, welche Ubiquinon (Q) zu Ubiquinol (QH_2)

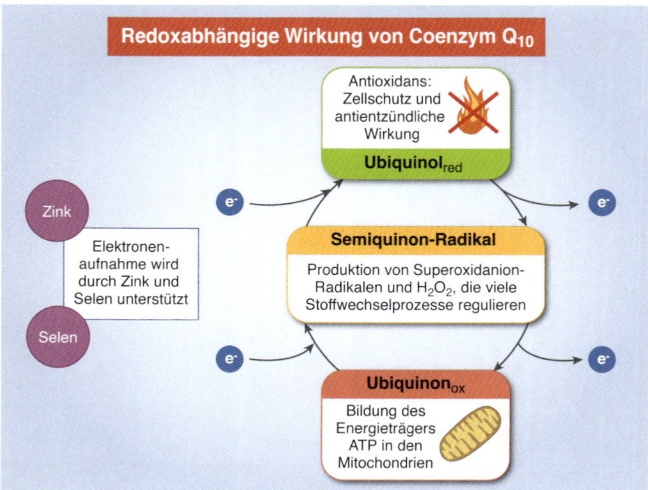

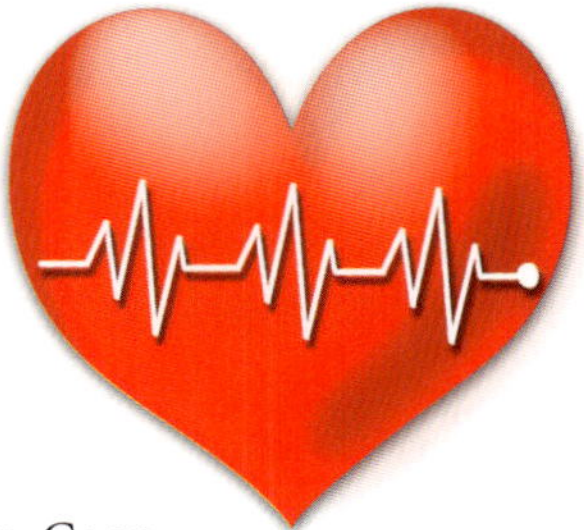

reduzieren können, werden durch Zink stimuliert. Auch das Selen-abhängige Enzym Thioredoxin-Reduktase spielt bei der extramitochondrialen Reduktion von Ubiquinon (Q) zu Ubiquinol (QH_2) eine zentrale Rolle.

Der synergistische Effekt zwischen Coenzym Q_{10} und Selen wird durch eine aktuelle Studie aus Schweden bekräftigt. In dieser randomisierten, Plazebokontrollierten Interventionsstudie mit 443 Probanden im Alter von 70 bis 88 Jahren mit Herzinsuffizienz senkte die kombinierte Supplementierung von 200 mg Coenzym Q_{10} und 200 µg Selen pro Tag im Vergleich zu Plazebo die kardiovaskuläre Mortalität um 47 %. Auch die Herzleistung wurde deutlich gegenüber Plazebo verbessert. Eine Nachauswertung dieser Studie zeigt, dass diejenigen mit dem niedrigsten Selenserumwert am stärksten von der Supplementierung der beiden Mikronährstoffe Coenzym Q_{10} und Selen profitierten.

Zellregulator

Ein Molekül Coenzym Q_{10} (Ubiquinon$_{ox}$) kann schrittweise zwei Elektronen aufnehmen. Im ersten Schritt bildet sich durch die Aufnahme eines Elektrons das Semiquinon-Radikal (•QH). Die Aufnahme eines zweiten

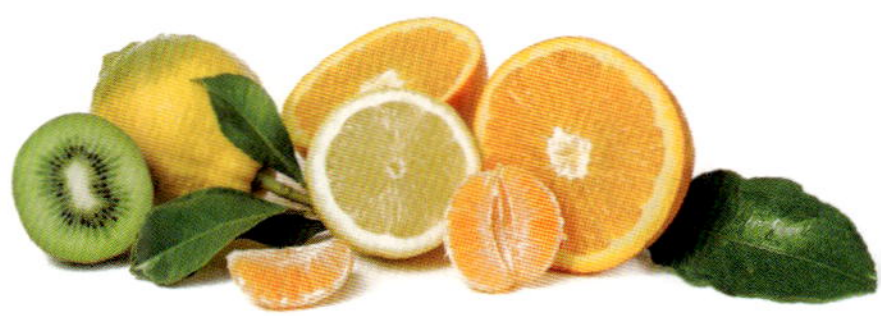

Elektrons führt zu Bildung von Ubiquinol$_{red}$ (QH_2), der reduzierten Form von Coenzyms Q_{10}. In Form des Semiquinons ($^{\bullet}QH$) ist Coenzym Q_{10} eine Quelle für die zelluläre und mitochondriale Bildung von Superoxidanion-Radikalen ($^{-}O^{\bullet}_2$) und in der Folge von Wasserstoffperoxid (H_2O_2).

Diese reaktiven Sauerstoffverbindungen können als Signalmoleküle (sekundäre Botenstoffe) das zelluläre Redoxpotenzial sowie die Ausprägung von Genen (z. B. Zellproliferation), Proteinen (z. B. Enzymfunktion, Transportprozesse) und Hormonen regulieren. Diese Wirkung des Semiquinon ($^{\bullet}QH$) ist somit essenziell für zahlreiche physiologische Funktionen im Stoffwechsel.

Gleichzeitig ist Coenzym Q_{10} als Ubiquinol (QH_2) ein starkes fettlösliches Antioxidans, das Mitochondrien, Zellmembranen, Zellbestandteile und andere Strukturen (z. B. Lipide, DNA) direkt oder zusammen mit alpha-Tocopherol vor der oxidativen Schädigung schützt und andere Antioxidanzien (z. B. Vitamin C, Vitamin E) regeneriert. Darüber hinaus beeinflusst Coenzym Q_{10} die Aktivität mehrerer hundert Gene. Beispielsweise wirkt Coenym Q_{10} über die Hemmung der NfkappaB-abhängigen Genaktivierung der Produktion von Entzündungsfaktoren entgegen und beugt Zellschäden (z. B. der Nervenzellen) vor.

Der Coenzym-Q_{10}-Blutspiegel und das Alter

In Untersuchungen konnte gezeigt werden, dass der Gehalt an Coenzym Q_{10} in vielen Organen (siehe Abb., z. B. im zentralen Nervensystem und in der Bauchspeicheldrüse) ab dem 20. Le-

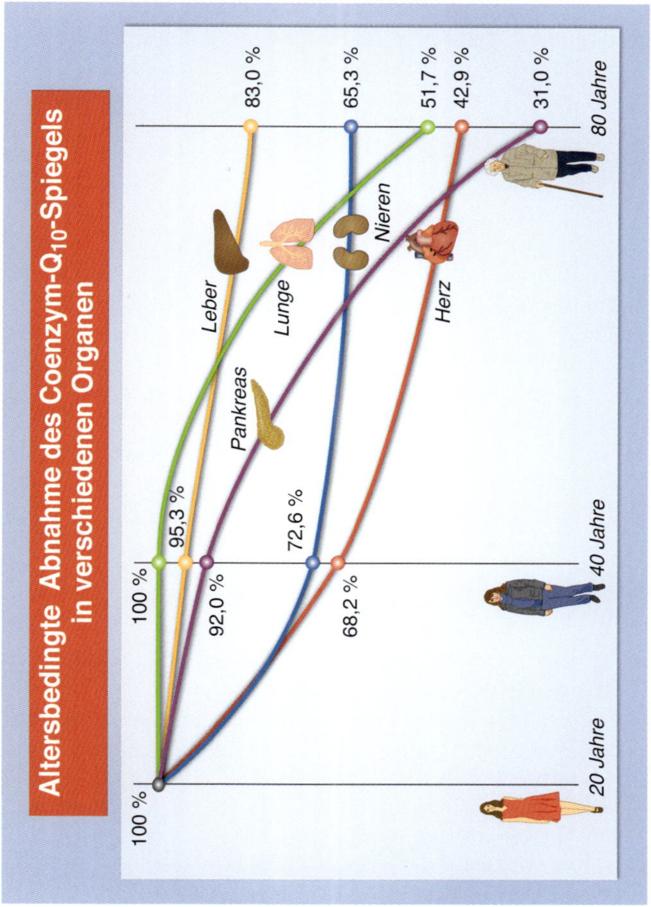
Altersbedingte Abnahme des Coenzym-Q10-Spiegels in verschiedenen Organen
100 %
100 %
95,3 %
92,0 %
72,6 %
68,2 %
83,0 %
65,3 %
51,7 %
42,9 %
31,0 %
Leber
Lunge
Nieren
Pankreas
Herz
20 Jahre
40 Jahre
80 Jahre

bensjahr abnimmt. Auch die Möglichkeit $Ubiquinon_{ox}$ in $Ubiquinol_{red}$ umzuwandeln wird aufgrund der abnehmenden Aktivität der von Ubiquinon abhängigen Reduktasen beeinträchtigt. Das im menschlichen Blutplasma, im Darm und in der Leber enthaltene Coenzym Q_{10} (Gesamt-Coenzym Q_{10}: Ubiquinol-Ubiquinon-Pool) liegt zu über 85 % in Form von $Ubiquinol_{red}$ vor. Nur ein kleiner Anteil von etwa 5 % besteht aus $Ubiquinon_{ox}$.

Der durchschnittliche Coenzym-Q_{10}-Blutspiegel, welcher als Normalwert und Referenz bei Gesunden in der Literatur angegeben wird, liegt zwischen 0,4 und 2,0 µg/ml bzw. 0,8 und 1,2 µg/ml (Cholesterin-korrigiertes CoQ_{10}: > 0,3 µmol/mmol Cholesterin). Richtwert für die therapeutische Wirksamkeit ist ein Coenzym-Q_{10}-Blutspiegel von > 2,5 µg/ml (3 pmol/l = 2,7 µg/ml) (z. B. in der Kardiologie, in der Diabetologie, bei Multipler Sklerose oder im Leistungssport) bis hin zu > 4 µg/ml (z. B. bei Morbus Parkinson).

Faktoren, die den Bedarf erhöhen

- Im Alter sinkt der Coenzym-Q_{10}-Gehalt im Blut und in den Organen deutlich ab.
- Ein erhöhter Bedarf kann zudem auftreten bei Stress, hohem Alkoholkonsum oder Infektionen sowie bei Krankheiten wie Herzmuskelschwäche, Diabetes, Krebs, Alzheimer, Parkinson, multiple Sklerose, Muskelschwund und Schilddrüsenüberfunktion.
- Anhaltende schwere körperliche Anstrengung, etwa beim Leistungssport, erhöht den Bedarf und Verbrauch.

- Vegetarische Ernährung reduziert die Aufnahme.
- Ein Mangel an Selen, Vitamin B_6 und Magnesium limitiert die Coenzym-Q_{10}-Biosynthese.
- Eine hoch dosierte Aufnahme an Vitamin E hemmt die Coenzym-Q_{10}-Absorption aus der Nahrung und senkt durch vermehrten oxidativen Verbrauch den Coenzym-Q_{10}-Blutspiegel.

Arzneimittel und Coenzym Q_{10}

Eine Reihe von häufig eingesetzten Medikamenten senkt die Synthese und Verfügbarkeit von Coenzym Q_{10} im Körper. So steigert die Einnahme von Arzneimitteln wie Cholesterinsenkern vom Statintyp (z. B. Atorvastatin), von Parkinsonmitteln (z. B. L-Dopa), Krebsmedikamenten (z. B. Anthrazykline), Betablockern (z. B. Timolol) oder von Antidepressiva (z. B. Amitriptylin) den Bedarf an Coenzym Q_{10}. In diesen Fällen sollte auf jeden Fall auf eine ausreichende Supplementierung mit Coenzym Q_{10} (z. B. 200 mg/Tag) geachtet werden.

Cholesterinsenker vom Statin-Typ

Cholesterinsenker sind verschreibungspflichtige Medikamente, die bei erhöhten Cholesterinwerten den Cholesterinspiegel im Blut senken. Man unterscheidet nach ihrem Wirkmechanismus dabei verschiedene Typen. In Deutschland werden am häufigsten Cholesterinsenker vom Statin-Typ, die sogenanten Statine eingesetzt.

Zu den wichtigsten Anwendungsgebieten der Statine zählen Gefäßverkalkung, Herzinfarkt, Schlaganfall, Metabolisches Syndrom und Diabetes mellitus.

Die häufigsten Nebenwirkungen von Statinen sind Abgeschlagenheit, Muskelschmerzen und Ermüdung der Muskulatur: Statine stören nämlich die Funktion und Leistungsfähigkeit der Mitochondrien. Da die Muskulatur viele dieser Zellkraftwerke enthält, wird die Energieversorgung des Muskels beeinträchtigt. Eine Statin-Unverträglichkeit kann die Folge sein!

Warum stören Statine die Coenzym-Q_{10}-Verfügbarkeit

Eine häufige Nebenwirkung der Cholesterinsenker vom Statin-Typ ist die Hemmung der körpereigenen Coenzym-Q_{10}-

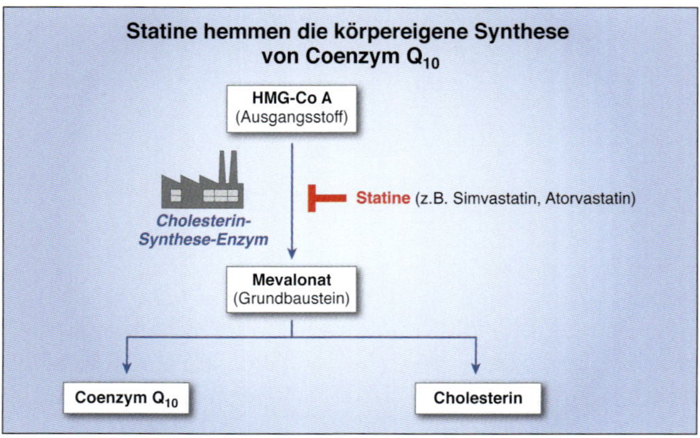

Produktion. Cholesterin und Coenzym Q_{10} entstehen nämlich aus dem gemeinsamen Grundbaustein Mevalonat, der mit Hilfe des Cholesterin-Synthese-Enzyms aus dem Ausgangsstoff HMG-CoA gebildet wird. Da Statine wie Simvastatin oder Atorvastatin die Cholesterinsynthese über eine Blockade des Cholesterin-Synthese-Enzyms hemmen, wird dadurch auch die Produktion des lebensnotwendigen Zellkraftstoffs Coenzym Q_{10} unterbunden. Die Störung des Coenzym-Q_{10}-Haushalts durch Statine ist in vielen klinischen Studien an Patienten mit Herz-Kreislauf-Erkrankungen eindeutig nachgewiesen worden!

Eine Meta-Analyse der American Heart Association aus dem Jahre 2018 beschreibt eine signifikante Reduktion der statinbedingten Muskelbeschwerden durch die tägliche Supplementierung von 100 bis 600 mg Coenzym Q_{10}. Coenzym Q_{10} wirkt auch treibenden Faktoren der Arteriosklerose wie Entzündungen und oxidativem Stress in den Gefäßen entgegen.

Bei Patienten mit Herzinsuffizienz konnte zudem durch die Kombination von Selen und Coenzym Q_{10} die Herzmuskelleistung signifikant verbessert und die kardiovaskuläre Sterblichkeit reduziert werden. Selen und Coenzym Q_{10} unterstützen sich bei der Steuerung des zellulären Energiestoffwechsels und der Entgiftung von zellschädigenden Sauerstoffradikalen.

Unter einer Statin-Therapie sollte man als Herz-Kreislauf-Patient auf einen Coenzym Q_{10}-Spiegel von wenigstens 2,5 µg/ml achten. Um diese Spiegel zu erzielen reicht in der Regel die regelmäßige Supplementierung von 200 mg Ubiquinol pro Tag aus.

Neben Coenzym Q_{10} sollte man als Patient unter der Statin-Therapie unbedingt auch auf einen normalen Vitamin-D-Status (25(OH)D: 40–60 ng/ml) achten!

Vitamin D. Bessere Wirkung, weniger Nebenwirkungen

Eine gute Versorgung mit Vitamin D senkt nicht nur die allgemeine sondern auch die kardiovaskuläre Mortalität. Bemerkenswert ist, dass Vitamin D auch einen günstigen Einfluss auf die Blutfette hat. Erhöhte Triglyceridspiegel werden durch Vitamin D gesenkt und zu niedrige HDL-Cholesterinspiegel angehoben. In einer aktuellen Studie an Patienten, die mit dem Cholesterinsenker Atorvastatin behandelt wurden, konnte gezeigt werden, dass die cholesterinsenkende Wirkung des Statins bei einem normalen Vitamin-D-Status effektiver ist als bei einem Vitamin-D-Mangel (25(OH)D: < 20 ng/ml). Die Blutfett modulierende Wirkung der Statine wird durch Vitamin D unterstützt.

Ein Mangel an Vitamin D (25(OH)D: < 20 ng/ml) scheint auch die Entwicklung von Muskelschmerzen und anderen muskulären Störungen, die häufig unter der Therapie mit Cholesterinsenkern vom Statin-Typ auftreten, zu begünstigen. In einer aktuellen Studie an 150 Patienten mit Hypercholesterinämie musste die Therapie mit Statinen aufgrund von Muskelschmerzen und anderen Unverträglichkeiten (Statinintoleranz) abgebrochen werden. Eine labormedizinische Kontrolle des Vitamin-D-Status bei den betroffenen Patienten zeigte eine mangelhafte Versorgung mit Vitamin D. Durch die wöchentliche Gabe von 2× 50.000 IE Vitamin D über drei Wochen wurde der Vitamin-D-Status deutlich verbessert (25(OH)D: Steigerung von 21 ng/ml auf 40 ng/ml).

Nach der Auffüllung des Vitamin-D-Status wurde die Statintherapie nach drei Wochen wieder fortgeführt. Nahezu 90 % der Patienten, die anfangs das Statin aufgrund von Unverträglichkeiten absetzen mussten, konnten nun die Therapie mit den Cholesterinsenkern ohne unerwünschte Wirkungen auf die Muskulatur fortführen. Auch die Blutfette wurden unter der Einnahme von Vitamin D durch die Statine effektiver gesenkt.

In einer aktuellen klinischen Studie aus dem Frühjahr 2015 an 134 Patienten mit Statinintoleranz, die im North American Journal of Medical Sciences veröffentlicht wurde, bestätigt, dass eine Unverträglichkeit auf Statine (z. B. Muskelschmerzen), die in Verbindung mit einem Vitamin-D-Mangel auftritt, in 88 bis 95 % der Fälle komplett und sicher aufgehoben werden kann durch die begleitende Supplementierung von Vitamin D (z. B. 50–70 IE Vitamin D pro kg KG pro Tag als Öl).

Lebensmittel, die Coenzym Q_{10} enthalten

Natürliche Quellen sind vor allem pflanzliche Öle (z. B. Oliven- und Rapsöl), Leber, Fisch (z. B. Sardinen, Makrelen), Nüsse und Fleisch. Allerdings müsste man für die Aufnahme von etwa 30 mg Coenzym Q_{10} täglich ein Glas Sojaöl oder 1,8 kg Huhn verzehren!

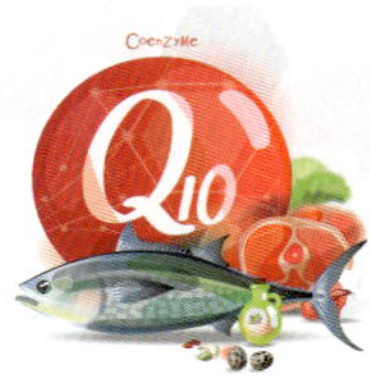

Ubiquinol: Die Coenzym-Q_{10}-Form der ersten Wahl

Die Bioverfügbarkeit von Ubiquinol im Vergleich zu Ubiquinon wurde in verschiedenen Studien untersucht. Dabei zeigte sich, dass Ubiquinol aus Nahrungsergänzungsmitteln zwei- bis vierfach höher bioverfügbar ist als Ubiquinon. Der Coenzym-Q_{10}-Blutpiegel ist bei Erkrankungen mit oxidativem Stress häufig erniedrigt, wobei der Spiegel an Ubiquinol stärker abgesenkt ist als der Spiegel an Ubiquinon. Das ist darauf zurückzuführen, dass oxidativer Stress Ubiquinol verbraucht und die Reduktion von Ubiquinon zu Ubiquinol in den Zellen verringert. Mit Ubiquinon ist es daher schwieriger, hohe Blutspiegel an Coenzym Q_{10} zu erreichen. Dagegen steigt der Blutspiegel unter Ubiquinol linear an, so dass mit Ubiquinol bei neurologischen Erkrankungen (z. B. Morbus Parkinson) auch Coenzym-Q_{10}-Blutspiegel erzielt werden können, die die Blut-Hirn-Schranke überwinden. Insbesondere lösliche, in einer Phospholipid-Matrix emulgierte Coenzym-Q_{10}-Formen haben eine gute Bioverfügbarkeit.

Spitzensport

Die Einnahme von Nahrungsergänzungsmitteln im Hochleistungssport ist weit verbreitet, und nicht selten verwenden Athleten mehrere Präparate gleichzeitig. So wurden im Rahmen des deutschen Forschungsprojektes GOAL die Einnahmegewohnheiten von 1138 Elite-Nachwuchsathleten untersucht. Dabei stellte sich heraus, dass über 90 % der deutschen Athleten mindestens einmal im Monat Mikronährstoffe in

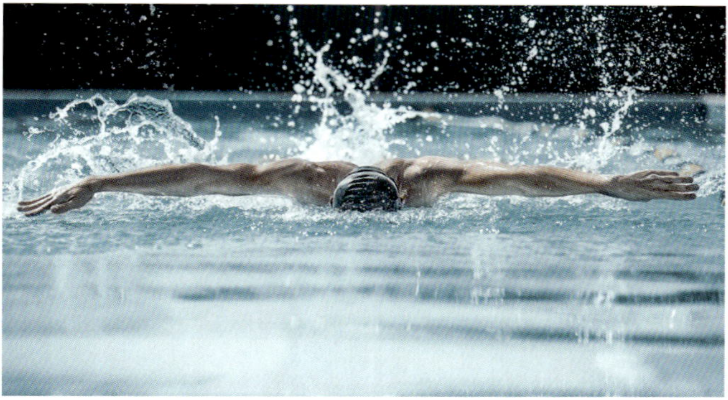

Form von Nahrungsergänzungsmittel einnehmen und über 25 % sogar täglich (z. B. Magnesium, Vitamin D).

Auch in Untersuchungen zum internationalen Spitzensport aus den Niederlanden, Kanada, Australien oder USA ist seit Jahren bekannt, dass über 90 % der Athleten regelmäßig Mikronährstoffe supplementieren. So setzten in den 1970er Jahren bereits die Sportärzte der amerikanischen Schwimm-Nationalmannschaft Coenzym Q_{10} bei Ihren Athleten ein. Darunter auch das Ausnahmetalent Mark Spitz, der siebenfache Goldmedaillen-Gewinner der Olympiade in München 1972.

Im Spitzensport kann ein Coenzym-Q_{10}-Mangel bei Athleten durch folgende Faktoren ausgelöst und verstärkt werden:
- Erhöhter Bedarf und Verbrauch aufgrund anhaltender schwerer körperlicher Anstrengung,
- reduzierte diätetische Aufnahme im Rahmen vegetarischer Ernährung,

- limitierte Coenzym-Q_{10}-Biosynthese aufgrund eines Mangels an Selen, Vitamin B_6 und Magnesium,
- hochdosierte Aufnahme an Vitamin E hemmt die Coenzym-Q_{10}-Absorption aus der Nahrung und senkt durch vermehrten oxidativen Verbrauch die Coenzym Q_{10}-Blutspiegel,
- Therapie mit Statinen begrenzt die Coenzym-Q_{10}-Biosynthese und senkt die Coenzym-Q_{10}-Blutspiegel.

Training steigert die Anzahl an Mitochondrien im Herzen und der Skelettmuskulatur. Da die Mitochondrien reich sind an Coenzym Q_{10}, steigert Training folglich den Coenzym-Q_{10}-Bedarf des Herz- und Skelettmuskels.

In einer doppelblinden, Plazebo-kontrollierten Studie erhielten 100 durchtrainierte Spitzensportler (Männer: 53, Frauen: 47, Alter: 19,9 ± 2,3 Jahre) vom Olympia-Stützpunkt Rhein-Ruhr in Essen über einen Zeitraum von 6 Wochen täglich entweder 300 mg Ubiquinol oder ein Plazebo. Im Rahmen der Leistungsdiagnostik mussten die Athleten vor der Supplementierung, nach 3 Wochen und nach 6 Wochen einen maximalen Leistungstest auf dem Fahrrad-Ergometer absolvieren, bei dem die maximale Leistungsfähigkeit in Watt/Kilogramm Körpergewicht (W/kg KG) an der 4 mmol Laktatschwelle (anaerobe Schwelle) gemessen wurde. Während der Studie trainierten die Athleten individuell in Vorbereitung auf die Olympischen Spiele in London 2012. Sowohl in der Ubiquinol-Gruppe als auch in der Plazebo-Gruppe verbesserte sich die körperliche Leistungsfähigkeit über 6 Wochen signifikant:

- In der Plazebo-Gruppe stieg diese von 3,64 ± 0,49 W/kg KG auf 3,94 ± 0,47 W/kg KG, was einem Anstieg entspricht von +0,30 ± 0,18 W/kg KG bzw. +8,5 %.

- In der Ubiquinol-Gruppe stieg die Leistungsfähigkeit von 3,70 ± 0,56 W/kg KG auf 4,08 ± 0,48 W/kg KG, was einem Anstieg in 6 Wochen entspricht von +0,38 ± 0,22 W/kg KG bzw. +11,0 %.

Der Unterschied in der Verbesserung der körperlichen Leistungsfähigkeit zwischen der Plazebo- und der Ubiquinol-Gruppe von + 0,08 W/kg KG war signifikant ($p < 0{,}03$). Diese Studie belegt, dass die tägliche Supplementierung von 300 mg Ubiquinol im Vergleich zu Plazebo die körperliche Leistungsfähigkeit bei Athleten über den Trainingseffekt hinaus signifikant erhöhen kann.

Literatur für Ihren Arzt und Apotheker

Alehagen U, Alexander J, Aaseth J. Supplementation with Selenium and Coenzyme Q_{10} Reduces Cardiovascular Mortality in Elderly with Low Selenium Status. A Secondary Analysis of a Randomised Clinical Trial. PLoS One.; 11(7):e0157541. doi: 10.1371/journal.pone.0157541, 2016

Alehagen U, Aaseth J, Alexander J, Johansson P. Still reduced cardiovascular mortality 12 years after supplementation with selenium and coenzyme Q_{10} for four years: A validation of previous 10-year follow-up results of a prospective randomized double-blind placebo-controlled trial in elderly. PLoS One; 13(4):e0193120. doi: 10.1371/journal.pone.0193120, 2018

Alf D, Schmidt ME, et al. Ubiquinol supplementation enhances peak power production in trained athletes: a double-blind, placebo controlled study. J Int Soc Sports Nutr; 10:24. doi: 10.1186/1550-2783-10-24, 2013

Banach M, Serban C, Ursoniu S, et al. Statin therapy and plasma coenzyme Q_{10} concentrations – A systematic review and meta-analysis of placebo-controlled trials. Pharmacol Res; 99: 329–336, 2015

Bhagavan HN, Chopra RK. Coenzyme Q_{10}: absorption, tissue uptake, metabolism and pharmacokinetics. Free Radic Res.; 40(5): 445–453, 2006

Bhagavan HN, Chopra RK. Plasma coenzyme Q_{10} response to oral ingestion of coenzyme Q_{10} formulations. Mitochondrion; 7 Suppl:S78–88, 2007

Björnstedt M, Nordman T, Olsson JM. Extramitochondrial reduction of ubiquinone by flavoenzymes. Methods Enzymol;378:131–8, 2004

Crane FL. Biochemical functions of coenzyme Q_{10}. J Am Coll Nutr; Dec;20(6): 591–8, 2001

Ernster L, Dallner G. Biochemical, physiological and medical aspects of ubiquinone function. Biochim Biophys Acta; 1271(1): 195–204, 1995

Evans M, Baisley J, Barss S, Guthrie N. A randomized, double-blind trial on the bioavailability of two CoQ_{10} formulations. J Funct Foods; 1: 65–73, 2009

Frei B, Kim MC, Ames BN. Ubiquinol-10 is an effective lipid-soluble antioxidant at physiological concentrations. Proc Natl Acad Sci U S A; 87(12): 4879–4883, 1990

Garrido-Maraver J, Cordero MD, Oropesa-Ávila M. Coenzyme Q_{10} therapy. Mol Syndromol; 5(3–4):187–197, 2014

Gröber U. Coenzym Q_{10} – der mitochondriale Blockbuster. OM Zs f Orthomol Med; 16: 25–29, 2018

Gröber U. Die 10 wichtigsten Nahrungsergänzungsmittel. Südwest Verlag, München, 2019

Gröber U. Metabolic Tuning statt Doping. Mikronährstoffe im Leistungssport. 2., aktualisierte Auflage, Wissenschaftliche Verlagsgesellschaft, Stuttgart, 2020

Gröber U, Kisters K, Schmidt J. Important drug-micronutrient interactions: A selection for clinical practice. Crit Rev Food Sci Nutr; Dec 23:1–19. doi: 10.1080/10408398.2018.1522613, 2018

Hosoe K, Kitano M, Kishida H, et al. Study on safety and bioavailability of ubiquinol (Kaneka QH) after single and 4-week multiple oral administration to healthy volunteers. Regul Toxicol Pharmacol; 47(1): 19–28, 2007

Hernández-Camacho JD, Bernier M, López-Lluch G, Navas P. Coenzyme Q_{10} Supplementation in Aging and Disease. Front Physiol; 9:44. doi: 10.3389/fphys.2018.00044, 2018

Jones GD, Droz B, Greve P, et al. Selenium deficiency risk predicted to increase under future climate change. Proc Natl Acad Sci U S A; 114(11): 2848–2853, 2017

Kalén A, Appelkvist EL, Dallner G. Age-related changes in the lipid compositions of rat and human tissues. Lipids; 24(7): 579–584, 1989

Linnane AW, Kios M, Vitetta L. Coenzyme Q_{10} – its role as a prooxidant in the formation of superoxide anion/hydrogen peroxide and the regulation of the metabolome. Mitochondrion; 7 Suppl: S51–S61, 2007

López-Lluch G, Rios M, Lane MA, Navas P, de Cabo R. Mouse liver plasma membrane redox system activity is altered by aging and modulated by calorie restriction. Age (Dordr); 27(2):153–160, 2005

Michalska-Kasiczak M, Sahebkar A, Mikhailidis DP, et al., Analysis of vitamin D levels in patients with and without statin-associated myalgia – a systematic review and meta-analysis of 7 studies with 2420 patients. Int J Cardiol; 178:111–116, 2015

Miles MV. The uptake and distribution of coenzyme Q_{10}. Mitochondrion; 7 Suppl: S72–S77, 2007

Nordman T, Xia L, Björkhem-Bergman L, et al, Regeneration of the antioxidant ubiquinol by lipoamide dehydrogenase, thioredoxin reductase and glutathione reductase. Biofactors;18(1–4):45–50, 2003

Okamoto T, Matsuya T, Fukunaga Y, Kishi T, Yamagami T. Human serum ubiquinol-10 levels and relationship to serum lipids. Int J Vitam Nutr Res; 59(3): 288–292, 1989

Qu H, Guo M, Chai H, et al. Effects of Coenzyme Q_{10} on Statin-Induced Myopathy: An Updated Meta-Analysis of Randomized Controlled Trials. J Am Heart Assoc, 2018; 7(19): e009835.

Rötig A, Appelkvist EL, Geromel V, et al. Quinone-responsive multiple respiratory-chain dysfunction due to widespread coenzyme Q_{10} deficiency. Lancet; 356(9227):391–395, 2000

Schmelzer C, Lindner I, Rimbach G, et al. Functions of coenzyme Q_{10} in inflammation and gene expression. Biofactors; 32(1–4): 179–183, 2008

Shults CW, Oakes D, Kieburtz K, et al. Effects of coenzyme Q_{10} in early Parkinson disease: evidence of slowing of the functional decline. Arch Neurol; 59(10): 1541–1550, 2002

Skarlovnik A, Janić M, Lunder M, et al. Coenzyme Q_{10} supplementation decreases statin-related mild-to-moderate muscle symptoms: a randomized clinical study. Med Sci Monit; 20: 2183–2188, 2014

Sohal RS, Forster MJ. Coenzyme Q, oxidative stress and aging. Mitochondrion; 7 Suppl: S103–111, 2007

Stroes ES, et al., Statin-associated muscle symptoms: impact on statin therapy – European Atherosclerosis Society Consensus Panel Statement on Assessment, Aetiology and Management. Eur Heart J, 2015; 36(17): 1012–22

Xia L, Björnstedt M, Nordman T, Eriksson LC, Olsson JM. Reduction of ubiquinone by lipoamide dehydrogenase. An antioxidant regenerating pathway. Eur J Biochem; 268(5): 1486–1490, 2001

Yamashita S, Yamamoto Y. Simultaneous detection of ubiquinol and ubiquinone in human plasma as a marker of oxidative stress. Anal Biochem; 250(1): 66–73, 1997

Apotheker Uwe Gröber
Prof. Dr. med. Klaus Kisters
Akademie für Mikronährstoffmedizin
Zweigertstraße 55, 45130 Essen
www.vitaminspur.de

A•M•M AKADEMIE FÜR MIKRONÄHRSTOFFMEDIZIN

Ein Patientenratgeber von Ihrer Apotheke / Arztpraxis

Titelbild: ScienceRF/stock.adobe.com, S. 2: Yuri Arcurs/fotolia.com,
S. 3: Henning Riediger/stock.adobe.com, S. 5: Boris Zerwann/ stock.adobe.com,
S. 6: M-SUR/adobe.stock.com, S. 7, 8, 11, 14: Doris Köhl, S. 9: i-picture/stock.adobe.com,
S. 10: alexmat46/stock.adobe.com, S. 17: stock.adobe.com,
S. 18: master1305/stock.adobe.com

PZN 16312925

ISBN 978-3-8047-3884-3

9 783804 738843

WVG

www.wissenschaftliche-verlagsgesellschaft.de